I0709861

CONTENTS

DR. GABRIELE BURACCHI

SESSO, DIETA, ATTIVITÀ FISICA, MEDITAZIONE, SALUTE.

QUALI SONO I RAPPORTI?

Dr. Gabriele Buracchi
Nutrizionista e Psicologo

INTRODUZIONE

Se chiediamo alle persone se c'è un qualche rapporto tra l'alimentazione e la salute, abbiamo buone probabilità di ricevere molte risposte positive ed anche se chiediamo se l'attività fisica è collegata alla salute sicuramente riceveremmo molte conferme.

Ma se invece chiedessimo alle stesse persone per quali motivi fanno sesso e se questo è correlato alla salute, probabilmente avremmo molte risposte imbarazzate.

Eppure sesso e salute sono tra loro strettamente collegati, così come sono collegati anche all'alimentazione ed all'attività fisica, ma anche alla meditazione consapevole.

Il sesso, infatti, è un indicatore forte dello stato di salute di una persona e non dovrebbe mai essere sottovalutato.

La salute, infatti, comincia dalla tavola, da ciò che mangiamo, continuando con l'attività fisica che svolgiamo, ma passa poi per il letto e per la consapevolezza.

E questi elementi sono legati tra loro e con la nostra salute in modo inscindibile.

La funzione sessuale, infatti, dà molte informazioni sullo stato di salute di una persona.

Se si hanno problemi di erezione, calo della libido, se l'attività sessuale è fastidiosa (o dolorosa) sia nell'uomo che nella donna, siamo di fronte a dei segnali che qualcosa nella nostra salute non funziona.

È quindi bene non dare nulla per scontato e mettersi in ascolto del proprio corpo e dare una risposta a questi dubbi.

Se poi tutto funziona bene e con piacere, allora è molto probabile che si goda di un buono stato di salute e probabilmente anche l'alimentazione è corretta.

Naturalmente si devono prendere in esame diversi fattori come l'età, l'individualità, il contesto socio-culturale, la tipologia del lavoro svolto.

Si tratta quindi di tutta una serie di fattori che possono influenzare le prestazioni sessuali.

Non va neppure dimenticato che con il passare degli anni il desiderio prende una forma diversa, come per esempio durante la menopausa per le donne.

In generale, comunque, grazie alla funzione sessuale si può stabilire quale sia lo stato di salute di una persona.

SESSO, DIETA, SALUTE. L'IMPORTANZA DEL CONTESTO GENERALE

Partiamo dal presupposto, ampiamente dimostrato, che se ci si nutre in modo corretto, curando comunque la qualità degli alimenti, se non si è sottoposti a forti fattori di Stress e se si conduce uno stile di vita regolare, anche le funzioni sessuali saranno nella norma.

Molto spesso, infatti, le disfunzioni sessuali sono correlate proprio ad un contesto sfavorevole.

Mangiare in modo insufficiente o eccessivo, mangiare male con le proporzioni tra i nutrienti errate, mangiare cibo spazzatura e alimenti ricchi di addittivi e sostanze chimiche [1], conducendo una vita non salutare, con tutta probabilità, finirà con lo sviluppare anche disturbi sessuali.

Un esempio forse un poco banale, ma speriamo efficace, è quello di quando dimentichiamo i fari o la radio dell'auto accesi.

Sarà molto probabile trovare la batteria scarica in parte ed in toto e sarà magari difficile riuscire a mettere in moto od anche solo aprire i finestrini.

Il nostro corpo funziona in un modo simile.

Se si mangia male (il che può anche voler dire in eccesso), se si è troppo stressati, se non si fa l'attività che la natura ci ha messo in grado di svolgere, l'organismo spende le energie per far fronte alle emergenze ma poi non ne avrà a sufficienza per delle prestazioni sessuali ottimali.

Ecco, in termini semplici ma speriamo efficaci, il legame che intercorre tra sesso e salute.

COMPORTAMENTI CHE FANNO DIMINUIRE IL DESIDERIO SESSUALE E LE PRESTAZIONI

Ci possiamo mettere con certezza i regimi alimentari sbagliati come le diete dimagranti che vanno tanto di moda con i loro bruschi cali di peso, ma anche le alimentazioni sbagliate che portano ad ingrassare.

Crea problemi l'eccessivo esercizio fisico che diviene un **grave fattore di stress** [2], invece che essere un beneficio.

Ci sono poi molti disturbi della salute, spessissimo comunque collegati ad alimentazione e stile di vita, che riducono il desiderio sessuale come:

malattie cardiovascolari

diabete

ipertensione

deficit renale

obesità

QUESTO COSA SIGNIFICA?

Che se da un punto di vista sessuale tutto andava bene e a un certo punto le cose non funzionano più come di consueto, si dovrebbe pensare anche alla possibilità di un disturbo o un disagio di salute.

Senza entrare nel panico se, a seconda del sesso, capita di non avere le giuste reazioni, è bene non pensare subito al peggio.

Come abbiamo detto, infatti, ci sono diversi fattori che influenzano le prestazioni sessuali.

Se però le disfunzioni accadono molto spesso, allora è bene fare delle indagini più approfondite.

Se ci dovessero diagnosticare qualcuno dei disturbi elencati, è bene ricordare che una corretta alimentazione [3] ed una giusta attività fisica, [4] nonché l'uso di tecniche di rilassamento antistress,[5] sono delle potenti medicine e possono far ritrovare il piacere molto più in fretta di quanto si pensi.

Ma se la funzione sessuale è un indice di buona salute generale, può essere anche un contributo per raggiungere una salute ottimale, dato che il sesso aiuta a trovare la buona salute.

Ci sono diversi studi che dimostrano questo.

Uno, per esempio, è stato effettuato in Galles e dimostra come il rischio di mortalità si abbassi considerevolmente se si ha un'alta frequenza di orgasmi.

Non solo, anche a livello ormonale il sesso dà diversi benefici.

Ronald Glaser, direttore dell'istituto di medicina comportamentale dell'Università dell'Ohio, ha analizzato la composizione biochimica dell'eccitazione amorosa: durante questa fase il nostro corpo comincia a rilasciare una certa quantità di **Ossitocina**, detta anche "**ormone dell'amore**" perché responsabile della creazione di legami emotivi forti tra gli individui.

L'ossitocina, conosciuta soprattutto come regolatore delle contrazioni dell'utero nel parto, durante un orgasmo sarebbe presente nel sangue in una quantità cinque volte superiore rispetto ai livelli normali ed è proprio in questo momento che sprigiona tutti suoi effetti benefici: regola la temperatura corporea, controlla il cuore e la pressione sanguigna, facilita la coagulazione del sangue e alza le difese immunitarie, dato che aumenta i livelli delle Immunoglobuline A.

È ancora allo studio la possibilità che prevenga alcune forme di tumore (alla prostata per gli uomini e al seno per le donne), probabilmente per la proficua combinazione dell'Ossitocina con altri ormoni, come gli Estrogeni e il Testosterone.

Naturalmente questa non è certo l'unica ricerca, bensì l'ultima di una lunga serie.

Si è visto, grazie ai molti studi, che durante il rapport
sessuale vengono bruciate in media 200 calorie e
hanno sul cuore gli stessi benefici di 30 minuti di corsa
L'attività sessuale aumenta la capacità di sopporta
il dolore: durante un orgasmo il cervello delle donr
lancia l'impulso per far rilasciare nel corpo endorfine
corticosteroidi, capaci di intervenire sui centri nervo
con un effetto calmante.

Gli effetti ormonali causati dall'orgasmo potrebber
avere un effetto anti depressivo soprattutto nel sess
femminile, ma per questo specifico ambito si attendon
esami clinici più approfonditi.

Fare sesso, quindi, non solo è piacevole, ma è uno deg
elementi fondamentali di una buona salute.

Ma allora Sesso e cibo, cosa hanno in comune e com
sono collegati?

Di seguito affrontiamo i seguenti argomenti:

Sesso e cibo, una storia lunghissima.

Legami tra sesso e alimentazione.

Piacere ed abbuffata.

I disturbi dell'alimentazione. Sesso e cibo.

I cibi afrodisiaci.

SESSO E CIBO, UNA STORIA LUNGHISSIMA

qualcuno sarà certamente capitato di chiedersi se sista una qualche relazione tra sesso e cibo e per questo iviene importante rispondere sia da un punto di vista utrizionale che psicologico a questa domanda.

primo spunto di riflessione riguarda le basi eurobiologiche del desiderio per il cibo e per il sesso.

ntrambi questi comportamenti sono sottesi dalla essa via neurobiologica – la via *"appetitiva"*- che usa ome neurotrasmettitore la dopamina.

ossiamo dire in primo luogo che sia il sesso che il cibo ono due funzioni vitali essenziali.

esso e cibo sono quindi bisogni naturali ed innati degli sseri umani.

n base a questo ed a come ci rapportiamo con questi ue aspetti fondamentali, scaturiscono comportamenti gati a regole sociali che portano spesso a canalizzare, nbrigliare e soffocare gli istinti.

piacere del sesso e del cibo oscillano tra libertà o epressione, tra pulsione o controllo.

uesto avviene in tutte le culture, anche se in modo

diverso.

Secondo l'antropologo Claude Levi-Strauss, i 2 tabù del cannibalismo e dell'incesto hanno una origine comune che mette così in relazione cibo e sesso.

Senza andare poi lontanissimo nel tempo e nello spazio pensiamo un attimo ad immagini che ci provengono dalla Roma antica dove si vedono come i senatori dell'epoca stessero sdraiati su lettini dorati mangiando in abbondanza.

Con l'avvento del cristianesimo arriva la condanna delle abbuffate sia di sesso che di cibo.

I cristiani predicavano morigeratezza, condannando gli alimenti eccitanti come *"peccaminosi"*, così come lo erano i comportamenti sessuali non consoni alle leggi morali.

Non si può non ricordare Adamo ed Eva ed il frutto del peccato, la mela.

Non dimentichiamo poi che con l'arrivo dei *"barbari"* arrivano anche le carni allo spiedo, caratteristiche delle popolazioni nomadi, così come lo era la loro sessualità forte e virile.

Tre culture e tre rapporti diversi con la sessualità, interpretata in chiave *virile* dai barbari, in chiave *edonistica* dai romani e *peccaminosa* dai cristiani.

LEGAMI TRA SESSO E ALIMENTAZIONE

Innegabilmente, questi due bisogni primari sono strettamente correlati fin dalla nostra nascita.

Pensiamo alla madre che nutre un bimbo allattandolo [6]; innegabile che oltre al latte fornisce anche una delle prime manifestazioni del suo amore.

È anche vero che se mangiare è obbligatorio non lo è fare sesso.

Si tratta di due pulsioni differenti perché nel mangiare ci può essere sicuramente il piacere ma non l'orgasmo e quindi il nostro rapporto con il cibo è diverso da quello che sperimentiamo con il sesso.

In certi casi, addirittura, tra alimentazione e sessualità possono esistere dei veri e propri conflitti.

Per esemplificare possiamo dire che, in acuto, un pasto abbondante, ricco di grassi e proteine, può rallentare la risposta sessuale fisica fino a bloccarla, perché causa una vera e propria dispepsia acuta da sovraccarico alimentare, che *sequestra* molto più sangue a livello intestinale, per la digestione appesantita, sottraendolo al circuito sessuale.

Per non parlare della cefalea, della nausea o dell'alitosi che spesso si accompagnano all'eccesso acuto di cibo, allontanando in quest'ultimo caso anche il/la partner.

Effetti ancora più negativi si possono avere con le **intolleranze alimentari** [7]: queste determinano un vero e proprio stato infiammatorio della mucosa intestinale, con incremento dell'attività di una potente cellula, il mastocita, favorendo la comparsa o il peggiorare della cosiddetta sindrome dell'intestino irritabile (IBS, Irritable Bowel Syndrome).

Studi recenti indicano che questo disturbo si associa ad aumentato dolore gastrointestinale e pelvico, che si associa, nelle donne, ad aumentato dolore nei rapporti sessuali, e, nei maschi, a più frequenti **prostatiti** [8], antisessuali anche per lui.

Un rapporto tra cibo e infiammazioni intestinali e genitali impensato e non studiato fino a pochi anni fa.

Un terzo aspetto, rilevante, riguarda il ruolo dei cibi conservati: contengono sostanze che aumentano nel cervello gli aminoacidi eccitatori, contribuendo all'irritabilità e all'aggressività, che certamente non facilitano il clima disteso ottimale per un incontro sessuale intimo e gratificante.

L'eccesso di alimentazione, se protratto, porta non solo al **sovrappeso fino alla franca obesità** [9], con tutti i problemi associati di immagine corporea, con crollo dell'autostima e crescente **depressione** [10], potenti nemici del desiderio, ma anche alla cosiddetta **"sindrome metabolica** [11]" il cui primo segnale d'allarme è dato proprio dall'accumulo di grasso a livello addominale (la "pancia").[12],[13]

Ad essa si associano un maggior rischio di diabete [14], di ipercolesterolemia [15], con particelle di grassi che si depositano lungo le pareti vascolari ostruendole, con microangiopatia e neuropatia diabetica, responsabili del deficit di erezione, nell'uomo, e di difficoltà di lubrificazione, nella donna, cui conseguono difficoltà orgasmiche e caduta ulteriore del desiderio.

I problemi sono aggravati se all'abuso alimentare si associa l'eccesso cronico di alcolici.

Ma per poter sopravvivere, almeno come specie, abbiamo bisogno sia del cibo che del sesso, e d'altra parte è innegabile che sensualità e piacere si trovino in entrambi e che la soddisfazione dopo tutte e due queste attività dimostra che esse agiscono sia nella pancia che nel cervello.

Entrambe sono dotate, anche se in modo diverso, di una ritmicità, ed entrambe entrano a far parte della sfera sociale.

PIACERE ED ABBUFFATA.

Nel rapporto con il cibo si ritrovan

sia *appetito* che *fame*, sia *desiderio* che *bisogno* e spess

si riscontra una differenza tra l'ingordigia ed il comun

piacere del cibo.

Ma anche nel sesso a volte accade qualcosa di simile.

Si può avere confusione tra l'abbuffata di sesso ed u

erotismo fatto di piccoli *assaggi* che portano ad u

piacere raffinato e intenso.

Si tratta di un invisibile filo rosso, fatto magari d

trasgressioni, che accomuna eros e cibo.

In alcuni casi il cibo viene usato al posto del sesso co

una forma di compensazione dovuta a vuoti affettivi o

al contrario, il sesso al posto del cibo come sostituto d

frustrazioni.

I DISTURBI DELL'ALIMENTAZIONE. SESSO E CIBO

Nei disturbi dell'alimentazione [16] come Anoressia, Bulimia e Binge eating, emerge spesso chiaramente la relazione tra sesso e cibo dove si evidenzia come la distorta relazione con il cibo sia spessissimo legata a distorsioni del rapporto con il sesso. Nell'Anoressia si verifica una perdita del desiderio e disturbi dell'identità che sono i sintomi nei casi più gravi.

Uno studio di Pinheiro e collaboratori [17], pubblicato sull'*International Journal of Eating Disorders* (2009), dimostra che le disfunzioni sessuali sono presenti in ben il 75% delle donne con Anoressia nervosa e nel 39% di quelle affette da bulimia nervosa.

Oltre a questo si legge che il desiderio sessuale crolla nel 66,9% di queste donne, mentre l'ansia sessuale è presente nel 59,2% delle donne con questi disturbi del comportamento alimentare (contro l'11% delle donne con un appetito normale).

Parliamo prevalentemente di donne dato che

i Disturbi del Comportamento Alimentare, in particolare
l'anoressia sono prevalentemente femminili.

Interessante notare come, dal punto di vista fisiologico,
sia il sesso che il cibo vengono regolati dall'ipotalamo
e rispondono agli stimoli degli stessi neurotrasmettitori
come serotonina, dopamina e noradrenalina.

Da un punto di vista psicofisiologico, il legame tra sesso
e cibo è legato a fonti di piacere e di gratificazione per la
persona.

Nell'Anoressia [18] scompaiono le gratificazioni sia per
quel che riguarda il sesso che il cibo.

Nella Bulimia l'abbuffarsi con il cibo è una risposta
compulsiva, che la persona non riesce a controllare, per
poter calmare un'Ansia angosciante [19].

Anoressia e Bulimia sono anche dei veri e propri disturbi
della sessualità anche se spesso non sono diagnosticati
come tali e, quindi, non vengono presi in considerazione.
È comunque innegabile che queste patologie debbano
essere affrontate con un approccio multidisciplinare. [20]

L'immagine del corpo, infatti, ha un impatto importante
sulla libido e, quando non viene vissuta bene come
avviene in questi disturbi, aumenta l'Ansia che porta ad
abbattere il desiderio.

Il BED, Binge Eating Disorder [21], è un disturbo
alimentare fondato sulla mancanza di controllo degli

impulsi con conseguenti abbuffate senza vomito o senza lassativi.

Una frequente conseguenza è quindi obesità o sovrappeso.

Di solito questi soggetti sono disinteressati al sesso ed al piacere della sessualità.

In realtà, pensandoci un attimo, la sessualità ha bisogno di un coinvolgimento verso l'altro e all'attenzione verso il proprio e l'altrui piacere e finisce quindi in contrasto con le restrizioni e l'ansia che sono il una base dei disturbi alimentari.

I CIBI AFRODISIACI

Quasi inevitabilmente parlare di cibo e sesso conduce a parlare dei cibi afrodisiaci e di tutte quelle sostanze che potrebbero essere stimolanti e, quindi, favorenti l'erotismo e il desiderio sessuale.

Il concetto di cibi afrodisiaci (sessualmente eccitanti) pare derivare dalle *"afrodisie"*, cioè dalle orge sacre in onore di Afrodite, la bellissima dea dell'amore, uscita nuda dalla schiuma del mare.

In realtà abbondano i miti sui cibi afrodisiaci ma molto spesso si tratta, appunto di miti.

Ovidio nell' *"Ars amandi"* e *" Remedia amoris"* cita le virtù afrodisiache del vino, anche se oggi sappiamo che gli alcolici hanno un effetto bifasico e dopo una iniziale attivazione si ha poco dopo un effetto depressivo.

Nella Bibbia, invece, si parla dei poteri della radice della mandragora.

Molto spesso sono stati considerati come afrodisiaci cibi in base al loro aspetto fallico come carote, cetrioli, banane, asparagi, zucchine o somiglianti all'organo femminile le ostriche ed altri frutti di mare.

In quanto a simbolismo, poi, venivano considerati come afrodisiaci cibi quali i testicoli e il pene del toro o della tigre o del gallo, ma anche altri non facilmente reperibili come i testicoli del cigno o le pinne di pescecane o il corno del rinoceronte.

Non dimentichiamo poi l'androstenolo, un feromone presente in uomini e donne ed anche in altri mammiferi è presente nel tartufo.

A quanto pare è stato usato per un esperimento in cui venne spruzzato in una stanza dove alcune donne guardavano foto di uomini.

Dopo la diffusione del feromone, gli uomini delle foto sarebbero visti come più attraenti anche se, per la precisione, non tutti gli esperimenti confermano questi dati.

In realtà hanno un effetto sicuramente afrodisiaco ormoni come il testosterone, l'FHS o il LH e i releasing factors, che però non possono essere usati come un qualsiasi integratore, ma dati solo a chi ne ha una carenza, altrimenti possono portare a risultati nocivi.

In effetti il testosterone è un ormone che viene prodotto dal nostro corpo a partire dagli alimenti di cui ci nutriamo, anche se non esistono cibi che contengono testosterone.

La produzione di testosterone è facilitata da cibi sani e naturali poveri di calorie ma ricchi in vitamine e antiossidanti, come l' **Olio Extravergine di olive**, i cui acidi grassi monoinsaturi sono ottimi per il Sistema Endocrino maschile.

Ricordiamo poi Aglio e Cipolla, chiamati il *viagra dei poveri*, perché stimolano la circolazione.

Le **uova, almeno quelle prodotte da galline allo stato libero** [22], sono una buona fonte proteica e di vitamine.

Molti **funghi** aiutano a prevenire la produzione di un enzima chiamato "aromatasi", in grado di convertire gli ormoni androgeni in estrogeni.

Mangiando più funghi si può ridurre questo processo di conversione e abbassare i livelli di estrogeni nel corpo.

Prezzemolo, rosmarino, sedano e salvia sono stimolanti femminili perché contengono una sostanza simile agli estrogeni.

Lo **Zenzero** è utile per la prostata ed il **peperoncino** è un ottimo vasodilatatore per l'area genitale.

I cibi che fanno ridurre il testosterone sono quelli che contengono estrogeni come la birra, la soia, il latte.

L'unico estratto vegetale che sembra dia un effetto afrodisiaco è la **Yohimbina**, un alcaloide tratto da un albero africano che provoca vasodilatazione nella zona genitale.

Ovviamente l'energia sessuale richiede la giusta dose di glucidi che, pur essendo zuccheri, sono comunque necessari al funzionamento del sistema nervoso centrale.

I lipidi anche sono essenziali e molto interessanti sono quelli della serie **Omega 3**.

Ovviamente non possono mancare le proteine.

Ricordiamo a questo proposito la **tirosina**, utile aminoacido presente anche nelle pesche e nell'ananas ed anche l'**arginina**, presente nella frutta secca.

Importante nell'uomo è lo **Zinco**, fondamentale per la prostata e rinvenibile ad esempio nelle ostriche e nei semi di zucca.

ALCUNI AFRODISIACI NATURALI

Pur non dovendoci fare particolari illusioni che alcuni cibi o sostanze naturali possano ribaltare una situazione sessuale compromessa per altri motivi, guardiamo qui di seguiti alcuni cibi che le ricerche ci dimostrano poter avere influenza sulla nostra sessualità

Sebbene siano necessarie ulteriori ricerche, alcuni alimenti come il ginko biloba e zafferano possono aumentare il desiderio sessuale.

Tuttavia, anche i cibi afrodisiaci possono avere effetti collaterali.

Definiamo quindi come afrodisiaco un alimento o una droga, inteso nel senso di principio farmacologico, che suscita l'istinto sessuale, provoca il desiderio o aumenta il piacere o le prestazioni sessuali .

Una miriade di farmaci sono disponibili e commercializzati appositamente per i loro effetti di aumento della libido, ma se si preferiscono alternative naturali, che di solito sono generalmente più sicure e tendono ad avere meno effetti collaterali, allora le sostanze sotto indicate possono essere utili.

Vale la pena notare che molti afrodisiaci non hanno il supporto di prove scientifiche e alcuni prodotti naturali possono avere effetti negativi.

Questo capitolo illustra 7 afrodisiaci supportati da ricerche che possono aumentare la tua libido.

1. Maca *Lepidium meyenii* Walp. (Fam. *Brassicaceae*)

La maca è un ortaggio a radice dolce con <u>numerosi benefici per la salute</u> .

In Sud America, le persone lo usano comunemente per aumentare la fertilità e il suo soprannome è "*il Viagra peruviano*".

Cresce principalmente nelle montagne del Perù centrale ed è imparentato con broccoli, cavolfiori, cavoli e cavoli che fanno parte della stessa famiglia [23].

Studi sugli animali hanno rilevato aumenti della libido e della funzione erettile nei roditori dopo aver consumato Maca.

Altri quattro studi suggeriscono che potrebbe aumentare la libido anche negli esseri umani [24],[25],[26],[27],[28].

Un piccolo studio ha indicato che la maca può aiutare a ridurre la perdita di libido che si verifica comunemente come effetto collaterale di alcuni farmaci antidepressivi [29].

La maggior parte degli studi ha fornito 1,5-3,5 grammi

di maca al giorno per 2-12 settimane [30].

I partecipanti hanno generalmente tollerato bene queste assunzioni e hanno sperimentato pochi effetti collaterali.

Tuttavia, sono necessari ulteriori studi per determinare dosaggi sicuri ed effetti a lungo termine.

2. Tribolo *Tribulo terrestris* L. (Fam. Zygophyllaceae)

Si tratta di una pianta annuale che cresce in climi secchi.

I produttori di integratori spesso affermano che può aumentare la libido.

Gli studi hanno suggerito che potrebbe aumentare i livelli di testosterone in alcuni animali, ma non è sufficientemente dimostrato che possa aumentare i livelli di testosterone o la fertilità negli esseri umani [31], [32].

Prove limitate suggeriscono che può aiutare ad aumentare la funzione sessuale e il desiderio nei maschi e nelle femmine [33].

3. Ginkgo biloba *Ginko biloba* L. (Fam. Ginkoaceae)

La medicina tradizionale cinese lo usa per trattare molti disturbi, tra cui la depressione e la scarsa funzione sessuale.

Il ginkgo biloba agisca come afrodisiaco aiutando a rilassare i vasi sanguigni e aumentando il flusso sanguigno [34].

Tuttavia, gli studi hanno prodotto risultati contrastanti.
Nel 1998, ad esempio, un piccolo studio ha riportato che
il ginkgo biloba ha ridotto la perdita di libido causata
dall'uso di antidepressivi in circa l'84% dei partecipanti.
Sia i partecipanti di sesso maschile che quelli di sesso
femminile hanno affermato di aver sperimentato
un aumento del desiderio, dell'eccitazione e della
capacità di raggiungere l'orgasmo dopo aver consumato
60-240 mg di integratore al giorno, sebbene gli effetti
sembrassero più forti nelle partecipanti di sesso
femminile.

Il Ginkgo biloba è generalmente ben tollerato, ma può
agire come anticoagulante. Pertanto, se stai assumendo
farmaci per fluidificare il sangue, assicurati di verificare
con il tuo medico prima di assumere il ginkgo biloba [35].

4. Ginseng rosso *Panax ginseng* C.A.Mey. (Fam.
Araliaceae)

Il ginseng è un'altra erba popolare nella medicina cinese
ed è comunemente usato per trattare una varietà di
disturbi negli uomini e nelle donne, tra cui la bassa
libido e la funzione sessuale [36].

Diversi studi hanno osservato che il ginseng rosso è
più efficace di un placebo nel migliorare la funzione
erettile [37],[38].

Inoltre, un piccolo studio ha scoperto che il ginseng rosso può migliorare l'eccitazione sessuale durante la menopausa [39].

Tuttavia, questi risultati non sono universali e alcuni esperti mettono in dubbio la forza di questi studi.

Avvertono che sono necessarie ulteriori ricerche prima di trarre conclusioni solide [40],[41].

La maggior parte degli studi prevedeva che i partecipanti assumessero 1,8-3 grammi di ginseng rosso al giorno per 4-12 settimane [42].

Le persone generalmente tollerano bene il ginseng, ma può interferire con i farmaci per fluidificare il sangue e il trattamento dei tumori sensibili agli ormoni [43].

In alcuni casi, il ginseng può anche causare mal di testa, costipazione o disturbi di stomaco minori [44].

5. Fieno greco *Trigonella foenum-graecum* L. (Fam. Fabaceae)

Il fieno greco è una pianta annuale coltivata in tutto il mondo.

I suoi semi sono più comunemente usati nei piatti dell'Asia meridionale, ma è anche popolare nella medicina ayurvedica come trattamento antinfiammatorio e stimolante della libido.

Questa erba sembra contenere composti che il corpo può utilizzare per produrre ormoni sessuali, come estrogeni e testosterone [45].

In un piccolo studio, gli uomini che hanno assunto 600 mg di estratto di fieno greco al giorno per 6 settimane hanno riferito di aver sperimentato un aumento dell'eccitazione sessuale e più orgasmi.

Tuttavia, questo integratore conteneva anche 17 mg di magnesio, 15 mg di zinco e 5 mg di piridossina, che avrebbero potuto contribuire ai risultati.

Lo zinco è un nutriente che svolge un ruolo chiave nella fertilità maschile [46],[47].

Allo stesso modo, un piccolo studio ha studiato gli effetti di una dose giornaliera di 600 mg di estratto di fieno greco in donne che avevano riferito di avere un basso desiderio sessuale.

I risultati dello studio hanno mostrato un aumento significativo del desiderio sessuale e dell'eccitazione nel gruppo del fieno greco entro la fine dello studio di 8 settimane, rispetto al gruppo del placebo [48].

Il fieno greco è generalmente ben tollerato, ma può interagire con farmaci che fluidificano il sangue e può causare disturbi di stomaco minori [49].

Il fieno greco può anche interferire con il trattamento dei tumori sensibili agli ormoni [50].01

5. Pistacchi *Pistacia lentiscus* L. (Fam. Anacardiaceae)
Le persone mangiano pistacchi dal 6000 a.C

Hanno un valore nutritivo e sono ricchi di proteine, fibre e grassi sani [51].

I pistacchi possono avere una varietà di benefici per la salute, tra cui aiutare ad abbassare la pressione sanguigna, gestire il peso e ridurre il rischio di malattie cardiache [52],[53],[54].

Possono anche aiutare a ridurre i sintomi della disfunzione erettile.

In un piccolo studio, i maschi che hanno consumato 100 grammi di pistacchi al giorno per 3 settimane hanno sperimentato un aumento del flusso sanguigno al pene e erezioni più solide [55].

Gli esperti hanno suggerito che questi effetti potrebbero essere dovuti alla capacità dei pistacchi di migliorare il colesterolo nel sangue e stimolare un migliore flusso sanguigno in tutto il corpo.

Tuttavia, questo studio non ha utilizzato un gruppo placebo, il che rende difficile interpretare i risultati.

Sono necessari ulteriori studi prima di poter trarre conclusioni convincenti.

7. Zafferano

Lo zafferano è una spezia derivata dal fiore del *Crocus sativus* .

È originaria del sud-ovest asiatico ed è una delle spezie più costose in peso.

Questa spezia è spesso usata come rimedio alternativo per curare la depressione, ridurre lo stress e migliorare l'umore [56].

Inoltre, lo zafferano è anche popolare per le sue potenziali proprietà afrodisiache, specialmente nelle persone che assumono antidepressivi.

Uno studio ha osservato che un gruppo di uomini che ha assunto 30 mg di zafferano al giorno per 4 settimane ha sperimentato maggiori miglioramenti nella funzione erettile rispetto agli uomini a cui era stato somministrato un placebo [57].

Uno studio di follow-up sulle donne ha riferito che quelle nel gruppo dello zafferano hanno sperimentato livelli più elevati di eccitazione e una maggiore lubrificazione, rispetto a quelle del gruppo placebo [58].

Tuttavia, gli studi sulle proprietà afrodisiache dello zafferano in individui senza depressione producono risultati incoerenti [59],[60].

ALIMENTI AFRODISIACI BEN NOTI CHE NON SONO SUPPORTATI DA SOLIDE PROVE SCIENTIFICHE

Molti altri alimenti sono propagandati per avere proprietà afrodisiache, ma ci sono pochissime prove scientifiche a sostegno di queste affermazioni.

Ecco alcuni esempi popolari:

-Cioccolato: i composti del cacao sono spesso propagandati per avere un effetto afrodisiaco, in particolare nelle donne.

Tuttavia, gli studi forniscono poche prove a sostegno di questa convinzione [61].

-Ostriche: mentre uno studio riporta che potrebbero avere alcuni effetti di potenziamento della libido nei ratti, non esistono studi a sostegno delle proprietà di potenziamento della libido delle ostriche negli esseri umani [62],[63].

-Frutti di Agnocasto o pepe dei monaci: gli studi suggeriscono che questo frutto può influenzare i livelli ormonali e ridurre i sintomi della sindrome premestruale (PMS) nelle donne.

Tuttavia, non ci sono prove che offra benefici per l'aumento della libido [64],[65].

-Miele: presumibilmente è stato usato per secoli per portare il romanticismo nei matrimoni.

Una varietà chiamata "miele pazzo" [66]*nota è persino commercializzata come stimolante sessuale.

Tuttavia, nessuno studio lo supporta e potrebbe contenere tossine pericolose [67],[68],[69].

-Epimedium : noto anche come erba di capra cornea, è popolare nella medicina tradizionale cinese per il trattamento di disturbi come la disfunzione erettile.

Gli studi sulle cellule e sugli animali forniscono un primo supporto per questo uso, ma sono necessari studi sull'uomo [70],[71].

-Peperoncini piccanti: secondo la credenza popolare, la capsaicina, il composto che conferisce ai peperoncini piccanti la loro piccantezza, stimola le terminazioni nervose sulla lingua, provocando il rilascio di sostanze chimiche che stimolano il desiderio sessuale.

Sicuramente vengono rilasciate Endorfine, cioè Oppiodi naturali prodotti dal nostro organismo per attenuare il dolore e che danno appunto una sensazione di benessere.

Inoltre, la presenza di Vitamina E ha accreditato al peperoncino presunte proprietà afrodisiache, dal momento che la vitamina E è la cosiddetta Vitamina della fecondità e della potenza sessuale.

Tuttavia, nessuno studio supporta la convinzione di una sua attività afrodisiaca.

Alcol: L'alcol può agire come un afrodisiaco aiutando sia gli uomini che le donne a rilassarsi e ad entrare nell'umore giusto.

Tuttavia, un'elevata assunzione di alcol riduce l'eccitazione e la funzione sessuale, quindi la moderazione è fondamentale [72],[73].

Dobbiamo, però, capire che gli alimenti o comunque le sostanze naturali eccitanti non si basano solo sulle sostanze contenute, in quanto è importante anche il contesto attraverso il quale vengono usati e che l'affettività è il migliore afrodisiaco per passione e sessualità.

Possiamo sintetizzare citando il filosofo Seneca che nel II secolo dopo Cristo affermava :

"Vi offrirò un filtro senza pozioni, senza erbe, senza alcuna magia o stregoneria:

se desiderate essere amati, amate".

RAPPORTI TRA SALUTE E SESSUALITÀ

Uno studio del 2019 di Towe[74] et al., ha rilevato che alcuni problemi medici tra cui la sindrome metabolica, l'obesità e i disturbi alimentari hanno un effetto sulla sessualità femminile.

Lo studio ha anche trovato prove che l'incorporazione di modelli alimentari sani nella vita di tutti i giorni può influenzare positivamente la sessualità femminile.

La sindrome metabolica e l'obesità possono causare disfunzione sessuale femminile.

Secondo la Mayo Clinic [75], la sindrome metabolica è un insieme di condizioni che aumentano il rischio di malattie cardiache, ictus e diabete.

La sindrome metabolica include ipertensione, glicemia alta, eccesso di grasso corporeo intorno alla vita e livelli anormali di colesterolo.

La sindrome aumenta il rischio di una persona per infarto e ictus.

Quelli con sindrome metabolica hanno spesso corpi a forma di mela o pera.

Oltre ad aumentare il rischio di malattie cardiache,

ictus e diabete, la sindrome metabolica può influenzare la funzione delle cellule endoteliali, che aiutano il corpo a creare lubrificazione, compresa la lubrificazione vaginale.

Gli studi [76] hanno anche scoperto che la sindrome metabolica può anche influenzare la disfunzione sessuale diminuendo l'attività sessuale, il desiderio e la soddisfazione.

L'obesità può essere una componente della sindrome metabolica ed è stata anche collegata alla diminuzione della funzione sessuale femminile in altri studi tra cui Aversa (2013) in cui lo studio [77] ha scoperto che un intervento multidisciplinare per l'obesità ha portato a un aumento della funzione sessuale misurata dal desiderio, eccitazione, lubrificazione, orgasmo, soddisfazione e mancanza di dolore.

DISTURBI ALIMENTARI E DISFUNZIONI SESSUALI

Gli studi hanno scoperto che i disturbi alimentari tra cui la bulimia e l'anoressia possono influenzare negativamente la funzione sessuale.

I pazienti bulimici tendono ad essere più impulsivi e si impegnano in comportamenti sessuali a rischio più elevato, mentre le persone che soffrono di anoressia riferiscono una diminuzione dell'eccitazione, della lubrificazione, una peggiore funzione orgasmica e altri effetti sul ciclo mestruale.

Diete specifiche che hanno dimostrato di influenzare positivamente la sessualità femminile comprendono la dieta mediterranea che ha dimostrato in alcuni studi di migliorare la funzione sessuale, in particolare per le donne che hanno anche obesità, diabete e sindrome metabolica [78],[79].

Nello studio di Esposito del 2007, ai partecipanti è stato chiesto di aderire a una dieta mediterranea per 24 mesi con le seguenti linee guida:

-50-60% di carboidrati complessi

-15-20% di proteine
- meno del 30% di grassi totali
-meno del 10% di grassi saturi

I soggetti hanno consumato almeno 250-300 g di frutta, 125-150 g di verdura e 25-50 g di noci al giorno.

Ulteriori linee guida includevano il consumo di 400 g di cereali integrali al giorno (legumi, riso, mais e grano) e l'aumento del consumo di olio d'oliva.

Alle donne è stato inoltre consigliato di aumentare il consumo di pesce e di ridurre l'assunzione di carne rossa o lavorata.

Alla fine dei 24 mesi di prova, coloro che seguivano la dieta mediterranea nello studio citato, riportavano una migliore funzione sessuale nelle aree del desiderio sessuale, dell'eccitazione, dell'orgasmo e del dolore.

La dieta chetogenica è descritta dal National Cancer Institute come una "dieta ricca di grassi e povera di carboidrati (zuccheri) che induce il corpo a scomporre il grasso in molecole chiamate chetoni.

I chetoni circolano nel sangue e diventano la principale fonte di energia per molte cellule del corpo".

Nello studio di Castro del 2018 [80], le donne sottoposte a una dieta chetogenica a basso contenuto calorico per 4 mesi hanno riportato un miglioramento della funzione sessuale nei campi dell'eccitazione e della lubrificazione. Lo studio ha anche riportato che alcune donne hanno riferito una migliore funzione orgasmica.

2 STUDI SPECIFICI

Per quanto riguarda più direttamente i rapporti tra cibo e sessualità, tra i tantissimi studi troviamo due review specifiche per l'uomo e la donna.

Riassumo il primo studio[81], quello specifico per le donne, dove vediamo che la disfunzione sessuale femminile è comune e vi è un crescente interesse per la relazione tra le abitudini alimentari quotidiane e la sessualità femminile.

La maggior parte della ricerca a questo punto si concentra su stati patologici come la sindrome metabolica, l'obesità e i disturbi alimentari, che sembrano esacerbare la disfunzione sessuale.

Dall'insieme di questi studi è emerso che la sindrome metabolica influisce negativamente sulla funzione sessuale nelle donne, e questo effetto è più pronunciato nelle donne più giovani in premenopausa.

L'obesità può anche ridurre la sessualità femminile, ma dati su questa comorbidità sono più contrastanti.

La disfunzione endoteliale, che può derivare dall'eccessiva infiammazione osservata nella sindrome metabolica e nell'obesità, può portare a uno scarso flusso sanguigno agli organi genito-urinari, fornendo così un legame fisiopatologico tra queste malattie e la disfunzione sessuale.

Le pazienti con disturbi alimentari soffrono anche di morbilità sessuale, che può essere dovuta a malattie psichiatriche concomitanti e ipogonadismo indotto dall'emaciazione.

Dati promettenti mostrano che la dieta mediterranea aiuta ad alleviare la disfunzione sessuale nelle donne, ma altri modelli dietetici richiedono indagini più formali.

Gli studiosi concludono dicendo che l'incorporazione di modelli alimentari sani nella vita di tutti i giorni può influenzare positivamente la sessualità femminile.

Il secondo studio, quello per gli uomini [82], premette che le disfunzioni sessuali maschili sono più diffuse con l'invecchiamento.

A parte questo dato già noto, lo studio evidenzia che esistono prove crescenti sull'impatto di varie diete sulle malattie croniche e che questo sta portando un crescente interesse nello stabilire un'associazione tra varie diete e la salute degli uomini e la disfunzione sessuale.

L'analisi degli studi esistenti sull'associazione tra dieta e modelli dietetici e salute sessuale maschile ha riguardato la disfunzione erettile, l'ipogonadismo i bassi livelli di testosterone e l' infertilità.

Gli studiosi hanno concluso che esistono prove che dimostrano l'associazione tra varie diete e la salute sessuale degli uomini.

La disfunzione erettile sembra diminuire negli uomini che aderiscono alla dieta mediterranea.

Gli uomini obesi e in sovrappeso che perdono peso attraverso diete povere di grassi e ipocaloriche sembrano avere miglioramenti nella loro funzione erettile e nei livelli di testosterone.

Inoltre si è visto che una dieta che gli autori definiscono *occidentale*, quindi ricca di grassi saturi, di carboidrati ad alto indice glicemico e di sostanze chimiche come coloranti, conservanti etc., è associata a una minore qualità dello sperma.

COME IL SESSO AIUTA A VIVERE PIÙ A LUNGO

Man mano che vengono condotte sempre più ricerche sull'argomento, sta diventando sempre più chiaro che fare sesso sano è essenziale per una vita sana.

Il sesso può persino aiutarci a vivere più a lungo.

Secondo il dottor Irwin Goldstein, direttore della medicina sessuale presso l'ospedale Alvarado, secondo le sue ricerche *"non puoi concludere altro se non che è salutare avere attività sessuale"*.

La ricerca in corso individua alcuni benefici per la salute specifici e sorprendenti che derivano da una vita sessuale sana e attiva.

Secondo uno studio[83] condotto presso la *Wilkes University* su 112 studenti, quelli che fanno sesso un paio di volte alla settimana tendono ad avere quantità molto più elevate di anticorpi immunoglobuline A (IgA) rispetto a quelle che fanno sesso meno di una volta alla settimana .

Che cosa significa in pratica? Dobbiamo considerare che *Le IgA sono la prima linea di difesa contro il raffreddore e "influenza"*, afferma Carl Charnetski, uno dei ricercatori dello studio Wilkes.

Il sesso aumenta il flusso sanguigno e fa battere il cuore.

In poche parole, il sesso è una forma di esercizio ed è sicuramente più divertente della corsa.

Il sesso non brucia un sacco di calorie e, stando ad un articolo del 2013 [84] sul *New England Journal of Medicine*, un uomo sulla trentina potrebbe consumare 210 chilocalorie durante il rapporto sessuale.

Tuttavia, è ancora più esercizio di quello che si fa seduti sul divano davanti alla TV, per non parlare dei danni prodotti dalla televisione alla sessualità ed alla salute in generale [85]*nota.

Numerosi studi hanno dimostrato che una vita sessuale attiva è strettamente correlata a una vita più lunga.

Nello specifico, sembra che il sesso possa ridurre il rischio di infarti, ictus e altre malattie cardiache.

Nel 2010, il New England Research Institute ha condotto un ampio studio [86] i cui risultati hanno suggerito che un'attività sessuale regolare può ridurre il rischio di malattie cardiache.

Il rapporto sessuale sicuramente fa battere il cuore, ma non è qui che finiscono i benefici per la salute del cuore.

Uno studio [87] pubblicato sul Journal of Epidemiology and Community Health ha rilevato che il sesso può effettivamente ridurre il rischio in un uomo di infarto fatale.

I ricercatori hanno scoperto che gli uomini che facevano sesso due o più volte alla settimana avevano meno probabilità di morire per un attacco di cuore rispetto agli uomini che facevano sesso meno spesso.

Lo studio non ha trovato alcuna relazione tra la frequenza dei rapporti e la probabilità di morire per un ictus.

IL SESSO REGOLA I LIVELLI ORMONALI

Questo è importante perché un profilo ormonale sano promuove cicli mestruali regolari e riduce i sintomi negativi della menopausa.

Ma non si tratta solo di questo.

Anche se non sembra che il sesso aiuti ad alleviare il mal di testa, in realtà può farlo.

Come?

Durante il sesso, l'ormone **ossitocina** viene rilasciato nel corpo e l'ossitocina riduce il dolore.

In uno studio [88] pubblicato sul *Bulletin of Experimental Biology and Medicine*, i volontari che hanno inalato il vapore di ossitocina e poi si sono fatti pungere le dita hanno sentito solo la metà del dolore rispetto ad altri che non hanno inalato alcuna ossitocina.

I ricercatori della Rutgers University nel New Jersey

hanno scoperto che l'ondata di ossitocina prodotta durante l'attività sessuale può effettivamente aiutare le donne a provare meno dolore, specialmente durante le mestruazioni.

Ma c'è un altro vantaggio dell'ossitocina rilasciata durante l'orgasmo: calma i nervi.

Studi condotti su topi da laboratorio hanno dimostrato che l'ossitocina contrasta gli effetti del cortisolo, che è un ormone dello stress.

Il sesso aiuta anche a dormire meglio.

Quando il tuo partner si gira e inizia a russare dopo un buon incontro nel letto, non è solo per l'esaurimento fisico.

L'ossitocina non solo calma, ma favorisce anche in modo specifico il sonno.

IL SESSO RIDUCE IL RISCHIO DI CANCRO ALLA PROSTATA E AL SENO

Nel 2003, i ricercatori australiani hanno pubblicato uno studio [89] che mostra che più spesso gli uomini eiaculano tra i 20 ei 50 anni, meno è probabile che sviluppino i cancro alla prostata.

Secondo l'autore dello studio, gli uomini di 20 anni dovrebbero probabilmente eiaculare una volta al giorno.

Uno studio simile condotto un anno dopo dal National Cancer Institute ha mostrato che gli uomini che eiaculavano almeno cinque volte alla settimana, sia attraverso il sesso che la masturbazione, avevano meno probabilità di contrarre il cancro alla prostata.

"L'affermazione da un punto di vista fisiologico", ha detto Goldstein, ricercatrice dell'istituto *"è che se svuoti il serbatoio ogni tanto, è più salutare che trattenere il materiale all'interno del serbatoio"*.

Ma il sesso è una cura preventiva anche per le donne.

Secondo la Goldstein, gli studi dimostrano che *"le donne che hanno rapporti vaginali spesso hanno meno rischi di cancro al seno rispetto a quelle che non lo fanno"*.

Alcune ricerche hanno riguardato uomini di età pari o superiore a 50 anni.

Quelli che hanno rapporti sessuali frequenti hanno meno probabilità di ricevere una diagnosi di cancro alla prostata rispetto agli uomini della loro stessa età che non fanno spesso sesso.

Uno studio pubblicato sulla rivista *BJU International* [90] ha scoperto che i rapporti e la masturbazione possono ridurre il rischio di cancro alla prostata negli uomini più anziani.

Un altro studio pubblicato sul *Journal of the American Medical Association* [91] ha rilevato che frequenti eiaculazioni negli anni '20 di un uomo possono anche aiutare a ridurre il rischio di cancro alla prostata.

Sempre in entrambi i sessi, l'attività sessuale aumenta il controllo della vescica, visto che la spinta pelvica coinvolta nel sesso esercita i muscoli di Kegel.

Questi sono lo stesso insieme di muscoli che controlla il flusso di urina.

Quindi molto sesso ora, può aiutare a prevenire l'insorgenza dell'incontinenza urinaria in seguito.

Al di là di queste considerazioni, il rapporto sessuale ha molti benefici salutari.

Può aiutare a sentirsi più felici, essere più sani e vivere una vita più lunga.

Può anche proteggere dalle malattie e possibilmente prevenire il cancro.

Le vie attraverso cui questo avviene sono molte, ad esempio il sesso aumenta l'autostima e migliora l'umore. I benefici psicologici di una sana vita sessuale sono molti.

La sensazione di andare in giro al settimo cielo dopo il sesso dura più a lungo di quanto si pensi. Sempre secondo la Goldstein, una vita sessuale sana porta a una soddisfazione a lungo termine per la propria salute mentale e migliora la capacità di comunicare in modo onesto e intimo.

Le persone sessualmente attive hanno meno probabilità di avere alessitimia.

Questo è un tratto della personalità caratterizzato dall'incapacità di esprimere o comprendere le emozioni.

La strada del sesso e dell'autostima ha due facce: le persone che fanno sesso si sentono bene con se stesse e le persone fanno sesso per sentirsi bene con se stesse.

Uno studio [92] pubblicato negli *Archives of Sexual Behavior* ha esaminato le molte ragioni per cui gli esseri umani fanno sesso e ha scoperto che uno dei fattori trainanti più comuni è l'aumento dell'autostima che molti ottengono facendo l'atto.

Queste stesse persone riferiscono che il sesso le fa sentire potenti e più attraenti.

Inoltre, alcune persone nello studio avevano intenzioni più altruistiche e volevano che il loro partner si sentisse bene con se stesso.

ALTRI BENEFICI

Il sesso previene la preeclampsia, una condizione in cui la pressione sanguigna aumenta e causa altre disfunzioni d'organo.

È comune dopo la 20a settimana di gestazione, ma a volte può verificarsi prima in gravidanza o addirittura dopo il parto.

Numerosi studi hanno dimostrato che se una donna ha avuto una sufficiente esposizione allo sperma del suo partner prima del concepimento, è significativamente meno probabile che abbia la preeclampsia.

Test condotti da biologi olandesi [93] nel 2000 hanno confermato che le donne che praticano regolarmente sesso orale, in particolare quelle che ingoiano il seme del partner, hanno un rischio molto inferiore di preeclampsia.

Il sesso migliora anche l'olfatto.

Era infatti noto che scienziati sapevano da tempo che l'ormone prolattina aumenta sia negli uomini che nelle donne dopo l'orgasmo.

Nel 2003, un team di ricercatori canadesi ha effettuato un test sui topi[94].

Hanno scoperto che la prolattina fa sì che le cellule staminali nel cervello sviluppino nuovi neuroni nel bulbo olfattivo del cervello, il suo centro dell'olfatto.

Il dottor Samuel Weiss, uno dei ricercatori, ha affermato di sospettare che l'aumento dei livelli di prolattina dopo il sesso aiuti a:

"forgiare ricordi che fanno parte dei comportamenti di accoppiamento".

Viviamo nell'epoca dello stress ed è quindi
bene sapere che il sesso riduce lo stress.
Uno studio [95] pubblicato sulla rivista *Biological*

Perspective ha chiesto ai partecipanti di prendere parte a un'attività stressante, come tenere un discorso o fare un complicato quiz di matematica.

Le partecipanti che hanno avuto rapporti vaginali prima di un compito stressante avevano livelli di stress e pressione sanguigna più bassi rispetto alle persone che non avevano rapporti sessuali, a quelle che si masturbavano e a quelle che avevano contatti sessuali senza rapporti.

I ricercatori dell'*Università di Gottinga* [96] in Germania hanno scoperto che le persone con una vita sessuale ridotta tendono ad assumersi più lavoro per compensare la loro mancanza di appagamento in camera da letto.

Lo studio ha chiesto a 32.000 persone di descrivere le loro abitudini sessuali e lavorative.

I ricercatori hanno scoperto che il 36% degli uomini e il 35% delle donne che fanno sesso solo una volta alla settimana si tuffano nel lavoro.

Più lavoro hai, più stress hai - e più stress hai, meno sesso fai.
È davvero un circolo vizioso.

Per finire possiamo dire che il sesso frequente può migliorare la qualità dello sperma di un uomo, ridurre i danni al DNA dello sperma e aumentare la fertilità.

Secondo la *Società Europea di Riproduzione Umana d Embriologia* [97], gli uomini che facevano sesso quotidianamente, o eiaculavano quotidianamente, avevano sperma più vitale e di qualità superiore dopo sette giorni rispetto agli uomini che non facevano sesso. Lo studio suggerisce che questo approccio può aiutare le coppie con lievi problemi di fertilità a concepire.

ATTIVITÀ FISICA E SESSO

Naturalmente non si tratta di battere dei record, né tantomeno di imitare gli squallidi campioni sportivi della TV, ma di ricevere una serie di benefici a cascata, come ci dimostra uno studio [98] che ha coinvolto per 9 mesi 78 maschi sedentari di mezz'età (48 anni di media). Gli uomini dedicavano soltanto 210 minuti a settimana -3 ore e mezzo- per svolgere attività fisica di tipo aerobico.

Il risultato più interessante fu un netto miglioramento della vita sessuale, in termini di frequenza delle attività intime col partner, di netto miglioramento della qualità delle prestazioni sessuali, nonché di maggior percentuale di orgasmi soddisfacenti.

Tali positivi effetti non riguardano solo gli uomini ma anche le donne [99]; per quest'ultime è stato dimostrato che l'attività fisica porta ad un aumento - misurato con un Fotopletismografo vaginale [100]*nota - dell'ampiezza della pulsazione vaginale, e quindi a una maggior eccitazione sessuale di fronte a uno stimolo erotico.

Interessante invece notare *l'effetto contrasto* [101],[102] provocato dal guardare la TV, con la conseguente depressione [103],[104],[105], uno dei cui sintomi più

"

importanti e più evidenti è la scomparsa del desiderio sessuale.

L'esercizio fisico ha, tra i molti altri effetti [106],[107], quello di far aumentare fortemente, anche a seguito di moderato esercizio fisico (50 minuti su un tapis roulant o su una cyclette al 70-80% della frequenza cardiaca massima) la concentrazione nel sangue di una sostanza chiamata anandamide.

Tale sostanza è un Endocannabinoide [108]*nota e, come tutti i cannabinoidi, compresi quelli di origine vegetale, tende ad aumentare la nostra libido e pare avere effetti antidepressivi.

Se, tuttavia, qualcuno preferisse il sesso finto guardato in TV - perché a forza di stare seduti a guardarla si sente depresso e non ha più la spinta necessaria ad amare - potrebbe tornargli utile conoscere gli esiti di uno studio [109]che ha confrontato i risultati di tre tipi di terapia antidepressiva.

Il campione era costituito da 156 persone sofferenti di un Disturbo Depressivo Maggiore (vedi glossario) diagnosticato con le metodologie cliniche standard.

Un terzo del campione fu avviato a una terapia di solo esercizio fisico aerobico, un terzo ricevette la somministrazione di Sertraline (un antidepressivo) [110]nota, e l'altro terzo ricevette una combinazione dei due trattamenti.

Dopo 4 mesi avvenne la valutazione dello stato dei pazienti dei tre gruppi in corso di trattamento.

Il miglioramento dei partecipanti e la percentuale di coloro che non presentavano più sintomi depressivi fu simile nei tre gruppi con diverse terapie.

Ma sei mesi dopo, quando ormai la terapia era terminata, si dimostrò che coloro che erano migliorati e/o guariti completamente solo con l'esercizio fisico e che avevano continuato a esercitarsi in proprio, avevano un tasso di ricaduta nella depressione molto inferiore a quello dei pazienti che si erano curati con le pillole.

Un altro tipo di studi che non verrà mai finanziato dalle aziende farmaceutiche.

Se la depressione non vi riguarda, vi sarà comunque utile sapere che un regolare esercizio aerobico, rispetto allo stare fermi a guardare la TV, previene [111] la perdita di capacità vasodilatatrice dell'endotelio, e ristabilisce le capacità cardiovascolari di quando si era più giovani, questo sia negli uomini che nelle donne di mezza età, riducendo così il rischio di disturbi cardiovascolari.

Dati simili ci offre un altro studio [112], dal quale è emerso che a seguito di un moderata attività fisica si ha un minore, quando non assente, irrigidimento dei grandi vasi arteriosi, con un ristabilimento delle funzioni dell'endotelio vascolare in persone precedentemente sedentarie, e una conseguente riduzione del rischio cardiovascolare.

Uno studio [113] sulla sessualità in età avanzata conclude che la soddisfazione sessuale sembrava correlare con il grado di forma fisica, concludendo che la forma fisica e gli alti livelli di attività sessuale sono elementi di supporto reciproco per un invecchiamento di successo.

Possiamo quindi concludere che se l'attività fisica certamente migliora la funzione sessuale e la rende più piacevole, la televisione deprime il sesso e la motivazione a farlo.

RILASSAMENTO E MEDITAZIONE

Ma se sesso, cibo attività fisica e salute sono tra loro strettamente collegati, come abbiamo visto, esiste almeno un altro fattore fondamentale che interagisce con quelli prima citati che è una componente essenziale di tutti.

Si tratta delle condizioni della nostra mente, termine forse generico per indicare l'insieme delle nostre emozioni, pensieri, sensazioni, pulsioni del carattere, desideri, preconcetti,aspettative etc.

Esistono pratiche come la meditazione e/o le tecniche di rilassamento che ci possono essere di grande aiuto per aumentare la nostra consapevolezza e quindi il nostro benessere in tutti i settori.

Vediamo alcuni esempi ed esperienze.

Uno studio[114] ci dice che almeno un terzo delle donne in età riproduttiva sperimenta un basso desiderio sessuale e un'eccitazione ridotta.

Vi sono prove crescenti che la Consapevolezza-Mindfulness), definita come consapevolezza del momento presente non giudicante, possa migliorare il funzionamento sessuale delle donne.

L'obiettivo di questo studio era testare l'efficacia della terapia basata sulla consapevolezza, immediatamente o dopo un periodo di attesa di 3 mesi, nelle donne che cercavano un trattamento per il basso desiderio sessuale e l'eccitazione.

Le donne hanno partecipato a quattro sessioni di gruppo di 90 minuti che includevano meditazione consapevole, terapia cognitiva ed educazione.

Il risultato di un breve intervento **MBCST** (Mindfulness-based group therapy) [115]*nota è stato associato a miglioramenti significativi nel desiderio sessuale e in altri domini del funzionamento sessuale.

Il beneficio è stato mantenuto a sei mesi dopo il trattamento.

L'angoscia è migliorata con il tempo, indipendentemente dal trattamento, e potrebbe essere correlata a effetti di aspettativa positivi per le donne nella condizione di trattamento ritardato poiché prevedevano di ricevere il trattamento nel prossimo futuro.

Il miglioramento del desiderio sessuale è stato predetto dai cambiamenti nelle sfaccettature della consapevolezza (descrizione delle sensazioni).

Un articolo [116] ci dice che le pratiche meditative (ad

esempio meditazione, consapevolezza e yoga) si sono dimostrate utili nel ridurre i problemi di salute legati allo stress, tra cui disfunzioni sessuali, obesità, diabete, infertilità, malattie cardiovascolari, depressione e ansia.

Gli standard di mascolinità della società spesso scoraggiano e fanno vergognare gli uomini dal cercare aiuto per la gestione dello stress.

La pratica meditativa potrebbe essere benefica per la salute degli uomini fornendo modi per gestire lo stress che si forma aderendo agli standard di mascolinità della nostra società.

Gli operatori sanitari andrebbero incoraggiati a collaborare con i fornitori di salute mentale, discutere della mascolinità e delle barriere alla ricerca di aiuto che esistono per gli uomini e incorporare pratiche meditative come medicina complementare e alternativa nella loro pratica.

Uno studio [117] vista la provata dei benefici della consapevolezza per le difficoltà sessuali delle donne, ha studiato la relazione tra l'esperienza della meditazione e la funzione sessuale delle donne.

Le donne (N = 450) hanno risposto alle domande del sondaggio online sull'esperienza di meditazione, la funzione e il desiderio sessuale, la consapevolezza interocettiva, la salute e l'umore.

Le donne che meditavano ottenevano punteggi più alti rispetto a chi non meditava nelle misurazioni della funzione sessuale e del desiderio, tuttavia non c'era alcuna correlazione significativa tra frequenza/durata dell'esperienza di meditazione e nessuno di questi domini.

La salute mentale globale era un fattore predittivo significativo sia dell'aumento della funzione sessuale che del desiderio nelle donne che meditano.

Questi risultati suggeriscono che, rispetto alle donne senza esperienza di meditazione, le donne che meditano in qualsiasi misura hanno, in media, una migliore funzione sessuale associata a una migliore salute mentale generale.

Un altro studio [118] ci dice che esistono prove emergenti dell'efficacia degli interventi basati sulla consapevolezza per migliorare il funzionamento sessuale delle donne.

Lo studio ha esaminato gli effetti della terapia sessuale basata sulla consapevolezza, sulla concordanza dell'eccitazione sessuale in un campione di donne con difficoltà di desiderio/eccitazione sessuale (n = 79, M età 40,8 anni) che hanno partecipato a una valutazione in laboratorio dell'eccitazione sessuale utilizzando un fotopletismografo vaginale prima e dopo quattro sessioni di terapia sessuale basata sulla consapevolezza di gruppo.

La concordanza dell'eccitazione sessuale genitale-soggettiva è aumentata significativamente rispetto ai livelli pre-trattamento, con cambiamenti nell'eccitazione sessuale soggettiva che predicevano l'eccitazione sessuale genitale contemporanea (ma non il contrario).

Questi risultati hanno implicazioni per la nostra comprensione dei meccanismi attraverso i quali la terapia sessuale basata sulla consapevolezza migliora il funzionamento sessuale nelle donne e suggeriscono che tale trattamento può portare a un'integrazione dei processi di eccitazione fisica e soggettiva.

Inoltre, i risultati suggeriscono che la ricerca futura potrebbe considerare l'adozione della concordanza dell'eccitazione sessuale come un punto finale rilevante nella ricerca sui risultati del trattamento delle donne con problemi di desiderio/eccitazione sessuale.

IL SECONDO CHAKRA

Esistono poi altri punti di vista su questi argomenti provenienti da altre culture e penso che sia importante ed utile conoscerli.

Questo capitolo parla quindi di come bilanciare il Chakra sacrale per una maggiore sensualità, intimità e creatività.

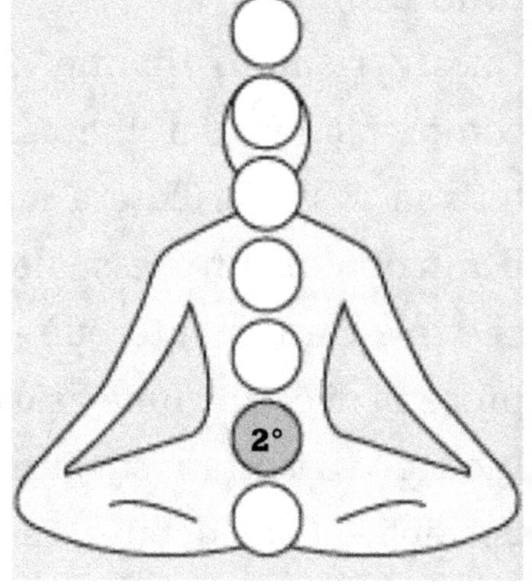

In sintesi, i 7 chakra sono centri energetici distribuiti in tutto il corpo situati lungo la colonna vertebrale.

Questi punti energetici sono associati a diverse funzioni fisiche ed emotive nel corpo umano, influenzando il benessere generale.

Il **secondo** di questi chakra è il **chakra sacrale**, noto anche come "**chakra del sesso**".

Gli vengono attribuite alcune funzioni come:

migliorare l'espressione creativa
migliorare l'intimità sessuale
aumentare l'intuizione

I chakra fanno parte della tradizione e della cultura del buddismo e l'induismo.

COS'È IL CHAKRA SACRALE?

Il chakra sacrale si trova sotto l'ombelico, dove si trova il perineo.

Si dice che sia associato agli organi sessuali e ai reni.

È anche associato all'elemento acqua e rappresentato come un vibrante colore arancione.

È spesso rappresentato da un fiore di loto a sei petali .

Alcuni credono che questo chakra sia governato da Parvati , la dea indù della fedeltà, della fertilità e del potere.

Il nome sanscrito per il chakra sacrale è Svadhisthana ed il suo simbolo è una falce di luna, che rappresenta la relazione tra le maree dell'acqua e le fasi lunari.

In sanscrito, Svadihsthana significa *"dove il tuo essere è stabilito"*.

COSA PUÒ FARE IL
CHAKRA SACRALE?

Secondo la tradizione, il chakra sacrale è legato al piacere, alla sessualità e alla gioia.

La maggior parte di queste affermazioni si basa su prove aneddotiche, testi religiosi e antiche tradizioni, molte delle quali sono ancora praticate da milioni di persone oggi.

Il chakra sacrale è associato a diverse caratteristiche che includono:

-sensualità, intimità sessuale e dare e ricevere piacere
-creatività ed espressione non strutturata
-ambienti di nascita, cose che crescono e calano e -il principio di non permanenza
-emozioni sane e il bambino interiore
-il femminile divino
-sincronicità

I problemi dell'ombra - o qualità negative - associati al chakra sacrale includono:
-emozioni ferite
-segreti
-paura del giudizio, mettersi nei guai o essere "scoperto"
-repressione
-incapacità di sperimentare l'intimità emotiva o sessuale
-incubi e non ricordare o capire i sogni

SEGNI DI UN CHAKRA SACRALE IPERATTIVO

Con l'iperattività in questo chakra, in particolare, ci s trova ad *annegare* nelle emozioni, essere emotivamente tempestosi e usare l'evasione per evitare la vita.

I segni di un chakra sacrale iperattivo possono includere:

-sentirsi consumati dalle proprie emozioni, come se affogassero in esse

-vivere alti e bassi emotivi

-sare l'evasione per evitare la vita

-mostrare affetto ossessivo che non viene ricambiato

-impegnarsi in espressioni inappropriate della sessualità

Un chakra sacrale iperattivo spesso si traduce in alti e bassi emotivi, con un tentativo di mantenere un senso di controllo scagliandosi ed esibendo comportamenti di controllo e manipolazione nei confronti degli altri.

Gli squilibri possono manifestarsi in entrambi gli estremi e portare a esplosioni emotive o ad un atteggiamento apatico e disconnesso.

SEGNI DI UN CHAKRA SACRALE BLOCCATO

Uno dei primi segni di un chakra sacrale bloccato sono le emozioni che si sentono sbilanciate o fuori posto ed includono:

-distacco

-isolamento

-ansia

-solitudine

-bassa libido

-mancanza di ispirazione creativa

Un chakra sacrale chiuso può farci sentire distaccati dalle proprie emozioni e dalle emozioni delle persone intorno a noi, fino a sentirsi isolati e ansiosi di essere soli e solitari.

È un circolo vizioso che può causare solitudine e ansia.

Quando un chakra è bloccato, la sua energia diventa stagnante e la tua capacità di accedere ai doni associati al centro sacrale diventa difficile e così gli aspetti ombra sono attivi e dominanti nella vita.

BILANCIARE E GUARIRE IL CHAKRA SACRALE

I chakra possano bloccarsi e sbilanciarsi e questo influisce sul nostro funzionamento fisico ed emotivo.

Sebbene non esistano metodi scientificamente supportati per la guarigione del chakra sacrale, uno studio [119] del 2018 su persone con disturbi da uso di sostanze ha scoperto che la medicina complementare e alternativa, comprese le tecniche di energia curativa, può essere utile nel trattamento dello stress e dell'ansia .

Il trattamento tradizionale dei chakra può essere una parte di supporto di un piano di trattamento completo.

Per il ripristino dell'equilibrio del chakra sacrale, la

tradizione suggerisce alcune pratiche, tra cui:

MEDITAZIONE E YOGA che invoca l'elemento acqua del chakra sacrale può essere molto potente.

Questo atto apparentemente semplice cancellerà le energie dell'ombra e metterà a fuoco gli aspetti del dono del chakra sacrale da utilizzare nella vita.

Lo yoga è un'ottima pratica per la guarigione dei chakra e molte posizioni si collegano specificamente a determinati chakra.

Si tratta di essere consapevoli del corpo,del respiro e della mente e imparare a manipolare i flussi di energia attraverso i chakra.

AFFERMAZIONI brevi e positive da ripetere regolarmente per modificare la prospettiva e quindi per la guarigione dei chakra.

Si suggeriscono le seguenti affermazioni per bilanciare il chakra sacrale:

Mi fido dei miei sentimenti. Mi fido di me stesso.

Sono sicuro di esprimere la mia sessualità.

Permetto alla mia creatività di fluire liberamente.

AUTORIFLESSIONE, come dirigere la propria auto-riflessione? Ecco alcune domande stimolanti per iniziare:

Come si manifesta la paura nella mia vita? Come mi trattiene?

Qual è un modo in cui potrei essere un amico o un partner migliore?

Qual è uno dei miei più grandi rimpianti? Come posso lasciarlo andare?

Un altro consiglio utile, secondo gli psicologi, è esaminare a distanza pensieri e sentimenti più angoscianti.

Per fare ciò, prova a parlare con te stesso in terza persona. Questo "*dialogo interiore in terza persona*" può ridurre lo stress e mitigare le emozioni negative.

CONCLUSIONI

Sicuramente gli aspetti che entrano in gioco nella salute della nostra vita sono molti di più di quelli elencati in questo libro.

Mi sono però limitato a questi perché, almeno in una buona parte, sono sotto il nostro controllo.

Sta a noi decidere come e cosa mangiare, cercando di aumentare le nostre conoscenze in proposito, e sta sempre a noi se e quanto fare attività fisica invece di osservare quella fatta da altri, allontanandoci da mode e spettacoli che sicuramente non sono nel nostro interesse.

Sta infine sempre a noi decidere di investire un poco del nostro tempo dedicandoci alla meditazione e ad un aumento della nostra consapevolezza.

Ma soprattutto sta a noi decidere di amare e come farlo.

CHI SONO IO

Sono un Nutrizionista ed uno Psicologo.

Ho lavorato per oltre 30 anni in vari ambulatori della Toscana nel settore nutrizione, anche con persone con Disturbi del comportamento alimentare.

Sono stato professore a contratto presso la Facoltà di Medicina dell'Università di Pisa ed in altre.

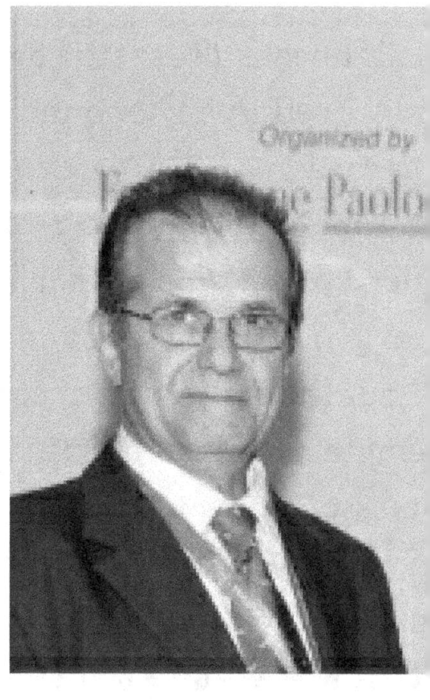

Continuo ad effettuare consulenze online tramite i mio sito www.dietazonaonline.com

Per saperne più su di me puoi andare al mio curriculum https://dietazonaonline.com/curriculum-vitae-dott-buracchi

Se vuoi mi puoi scrivere a

g.buracchi@gmail.com

Se ti interessano altri miei libri di alimentazione, salute naturale, psicologia e romanzi mi trovi su Amazon

https://www.amazon.it/s?k=gabriele+buracchi

alcuni dei miei libri su dieta, alimentazione e salute

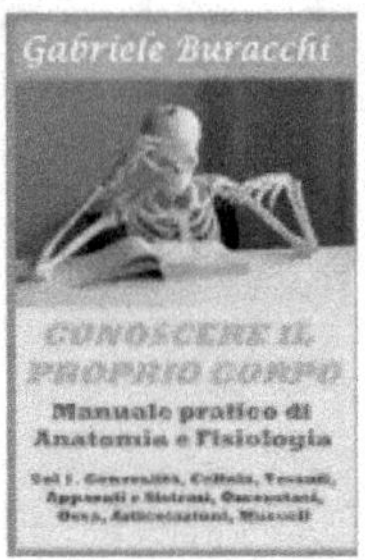

Gabriele Buracchi
CONOSCERE IL PROPRIO CORPO
Manuale pratico di Anatomia e Fisiologia

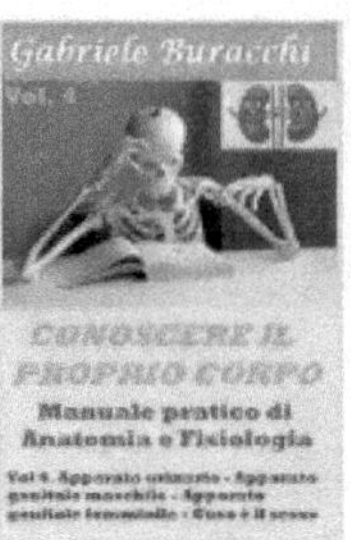

Gabriele Buracchi
Vol. 4
CONOSCERE IL PROPRIO CORPO
Manuale pratico di Anatomia e Fisiologia

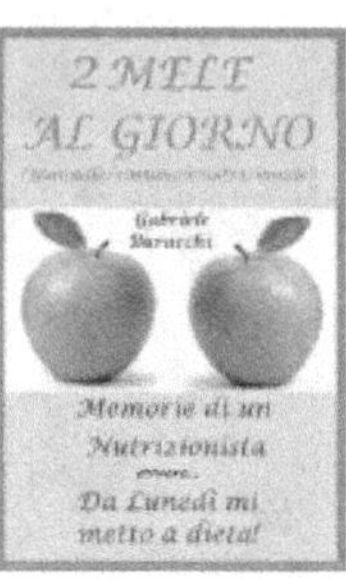

2 MELE AL GIORNO
Gabriele Buracchi
Memorie di un Nutrizionista
ovvero
Da Lunedì mi metto a dieta!

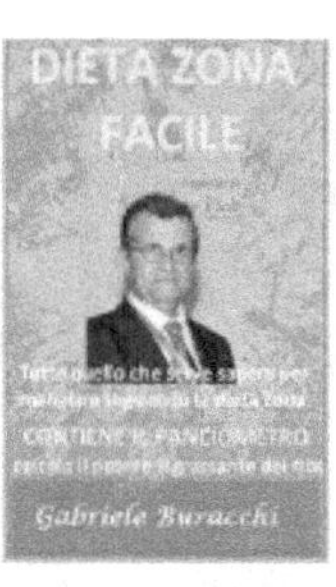

DIETA ZONA FACILE
CONTIENE IL PANCIOMETRO
Gabriele Buracchi

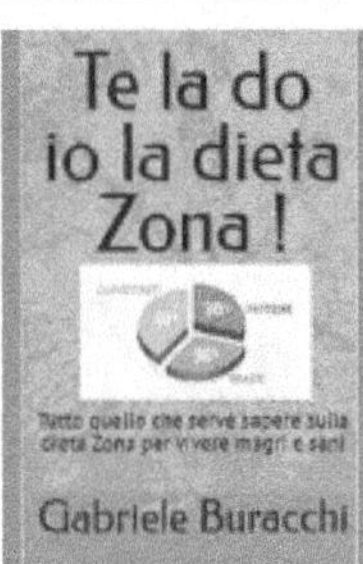

Te la do io la dieta Zona !
Tutto quello che serve sapere sulla dieta Zona per vivere magri e sani
Gabriele Buracchi

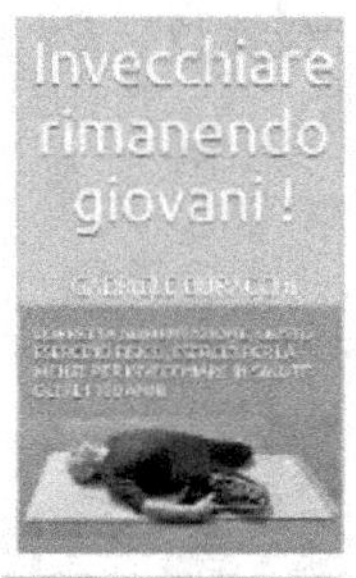

Invecchiare rimanendo giovani !
GABRIELE BURACCHI

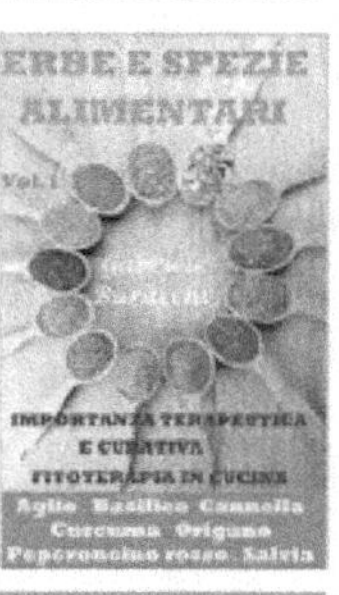

ERBE E SPEZIE ALIMENTARI
Vol. 1
IMPORTANZA TERAPEUTICA E CURATIVA
FITOTERAPIA IN CUCINA

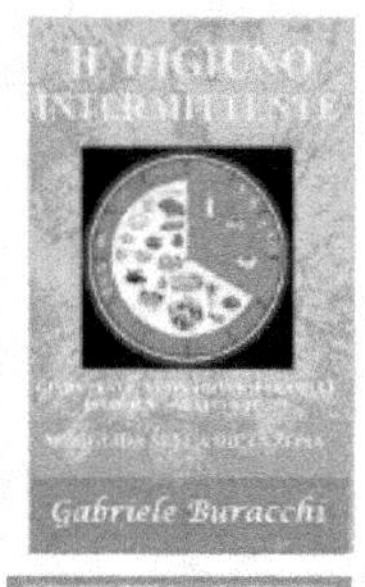

IL DIGIUNO INTERMITTENTE
Gabriele Buracchi

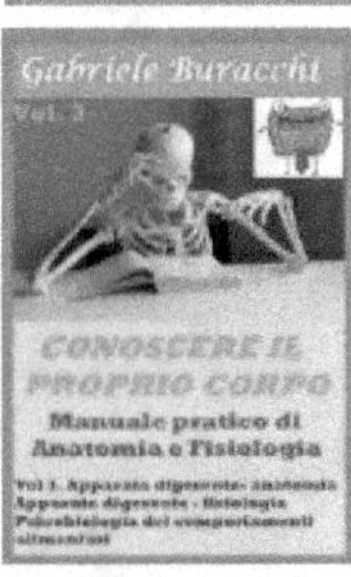

Gabriele Buracchi
Vol. 3
CONOSCERE IL PROPRIO CORPO
Manuale pratico di Anatomia e Fisiologia

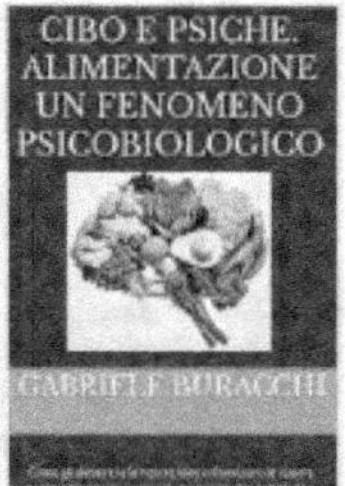

CIBO E PSICHE.
ALIMENTAZIONE UN FENOMENO PSICOBIOLOGICO
GABRIELE BURACCHI

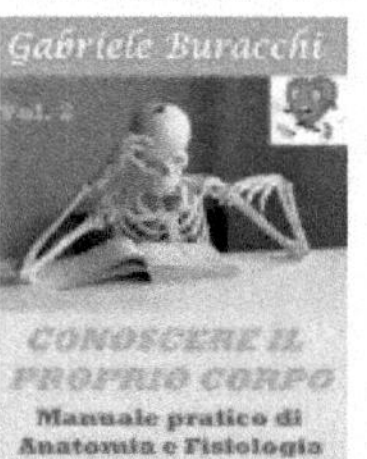

Gabriele Buracchi
Vol. 2
CONOSCERE IL PROPRIO CORPO
Manuale pratico di Anatomia e Fisiologia

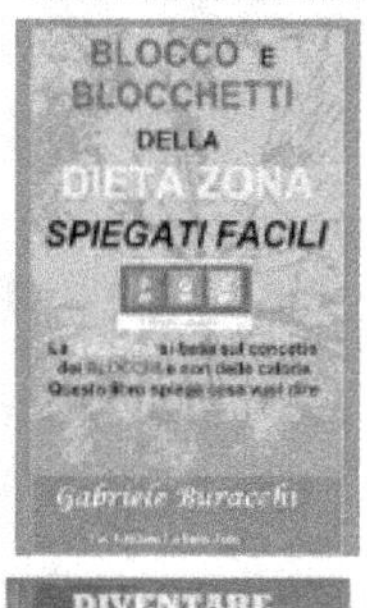

BLOCCO E BLOCCHETTI DELLA DIETA ZONA
SPIEGATI FACILI
Gabriele Buracchi

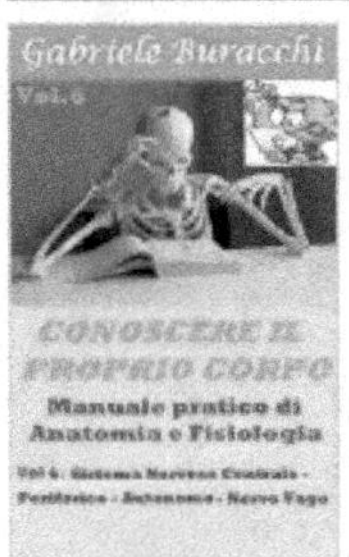

Gabriele Buracchi
Vol. 6
CONOSCERE IL PROPRIO CORPO
Manuale pratico di Anatomia e Fisiologia

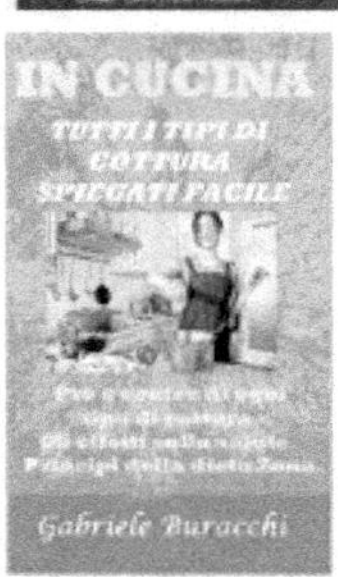

IN CUCINA
TUTTI I TIPI DI COTTURA SPIEGATI FACILE
Gabriele Buracchi

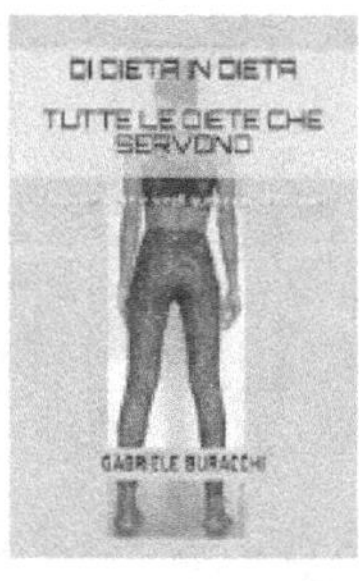

DI DIETA IN DIETA
TUTTE LE DIETE CHE SERVONO
GABRIELE BURACCHI

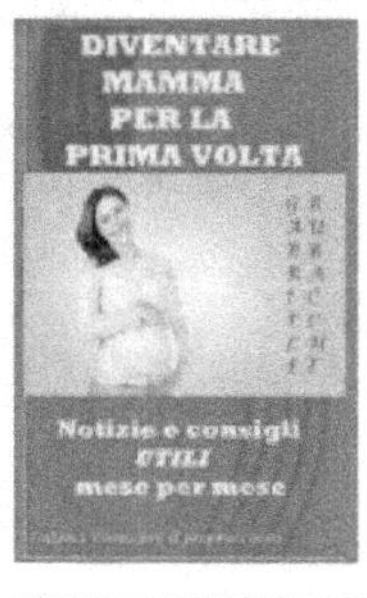

DIVENTARE MAMMA PER LA PRIMA VOLTA
Notizie e consigli UTILI mese per mese

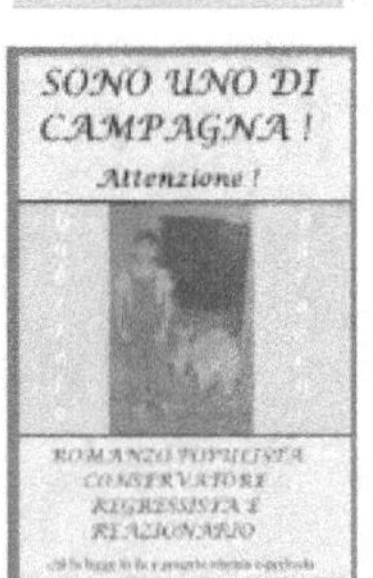

SONO UNO DI CAMPAGNA !
Attenzione !
ROMANZO POPULISTA CONSERVATORE REGRESSIVISTA E REAZIONARIO

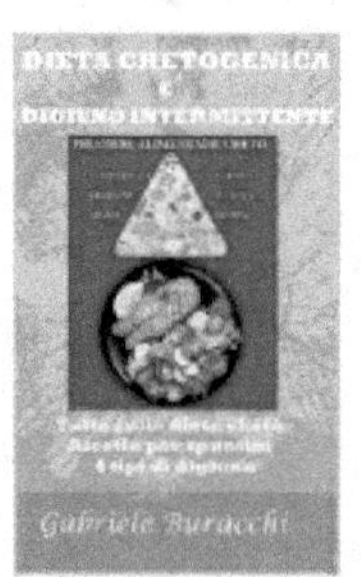

DIETA CHETOGENICA E DIGIUNO INTERMITTENTE
Gabriele Buracchi

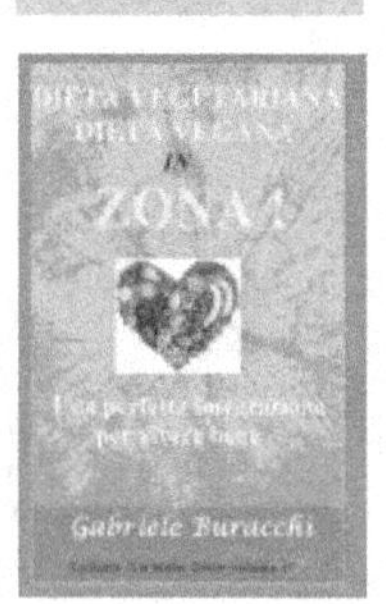

DIETA VEGETARIANA DIETA VEGANA IN ZONA
Gabriele Buracchi

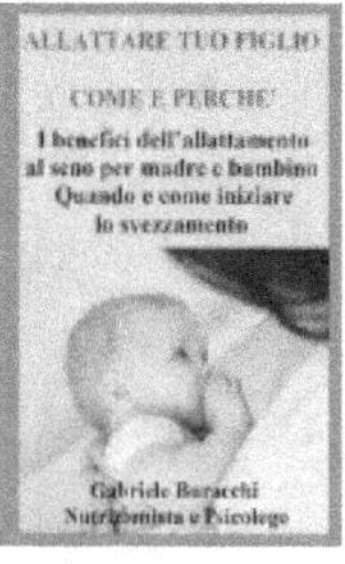

ALLATTARE TUO FIGLIO
COME E PERCHE'
I benefici dell'allattamento al seno per madre e bambino
Quando e come iniziare lo svezzamento
Gabriele Buracchi
Nutrizionista e Psicologo

BIBLIOGRAFIA

[1] Cibo Spazzatura (o Junk Food): Come Riuscire a Resistere - Dieta Zona Personalizzata Online (dietazonaonline.com)

[2] Cosa è davvero lo Stress. Terza parte. (La legge di Yerkes Dodson) - Dieta Zona Personalizzata Online (dietazonaonline.com)

[3] http://dietazonaonline.com/come-e-organizzata-la-dieta-zona-personalizzata-che-ricevera

[4] http://dietazonaonline.com/dieta-zona-e-sport

[5] http://dietazonaonline.com/rilassamento-meditazione-e-zona

[6] Dieta Zona in Gravidanza e Allattamento - in Zona per non ingrassare troppo in Gravidanza (dietazonaonline.com)

[7] Intolleranze/Allergie alimentari. Il perché evolutivo. - Dieta Zona Personalizzata Online (dietazonaonline.com)

[8] https://dietazonaonline.com/la-dieta-zona-perche-funziona-principi-e-meccanismo/benefici-della-zona/la-dieta-zona-e-gli-uomini

[9] Ingrassare cosa vuol dire? E cosa vuol dire dimagrire? - Dieta Zona Personalizzata Online (dietazonaonline.com)

[10] https://dietazonaonline.com/depressione-cosa-davvero

[11] Infiammazione e Zona - Dieta Zona Personalizzata Online (dietazonaonline.com)

[12] https://onlinelibrary.wiley.com/doi/abs/10.1002/eat.20671

[13] https://www.mayoclinic.org/diseases-conditions/metabolic-syndrome/symptoms-causes/syc-20351916

[14] Diabete e Zona. - Dieta Zona Personalizzata Online (dietazonaonline.com)

[15] Colesterolo e Zona - Dieta Zona Personalizzata Online (dietazonaonline.com)

[16] Anoressia, Bulimia, Binge etc. Cosa fare? - Dieta Zona Personalizzata Online (dietazonaonline.com)

[17] https://onlinelibrary.wiley.com/doi/abs/10.1002/eat.20671

[18] https://dietazonaonline.com/anoressia-nervosa-cosa-e-come-si-previene-cosa-fare

[19] https://dietazonaonline.com/fame-nervosa-ansia

[20] https://dietazonaonline.com/anoressia-bulimia-binge-etc-cosa-fare

[21] Il Disturbo d' Alimentazione incontrollata o Binge. Cosa è davvero ? - Dieta Zona Personalizzata Online (dietazonaonline.com)

[22] https://dietazonaonline.com/qualita-dei-cibi-nella-creta-dellepoca-dello-studio

[23] Ethnobiology and Ethnopharmacology of Lepidium meyenii (Maca), a Plant from the Peruvian Highlands - PubMed (nih.gov)

[24] https://pubmed.ncbi.nlm.nih.gov/10736519/

[25] Subjective effects of Lepidium meyenii (Maca) extract on well-being and sexual performances in patients with mild erectile dysfunction: a randomised, double-blind clinical trial - PubMed (nih.gov)

[26] https://pubmed.ncbi.nlm.nih.gov/18784609/

[27] https://pubmed.ncbi.nlm.nih.gov/12472620/

[28] https://pubmed.ncbi.nlm.nih.gov/19781622/

[29] https://www.ncbi.nlm.nih.gov/pmc/articles/PMC4411442/

[30] Maca (L. meyenii) for improving sexual function: a systematic review - PMC (nih.gov)

[31] https://www.tandfonline.com/doi/full/10.1080/19390211.2016.1188193

[32] https://www.tandfonline.com/doi/full/10.3109/19390211.2014.887602

[33] https://journals.sagepub.com/doi/full/10.4137/CMWH.S17853?url_ver=Z39.88-2003&rfr_id=ori:rid:crossref.org&rfr_dat=cr_pub%3dpubmed

[34] https://pubmed.ncbi.nlm.nih.gov/18211362/

[35] https://pubmed.ncbi.nlm.nih.gov/18570167/

[36] https://pubmed.ncbi.nlm.nih.gov/27784600/

[37] https://www.ncbi.nlm.nih.gov/pmc/articles/PMC2561113/

[38] https://pubmed.ncbi.nlm.nih.gov/23254461/

[39] https://pubmed.ncbi.nlm.nih.gov/20141583/

[40] https://pubmed.ncbi.nlm.nih.gov/26798402/

[41] https://pubmed.ncbi.nlm.nih.gov/19796015/

[42] https://pubmed.ncbi.nlm.nih.gov/18754850/

[43] https://pubmed.ncbi.nlm.nih.gov/12732291/

[44] https://pubmed.ncbi.nlm.nih.gov/18754850/

[45] https://pubmed.ncbi.nlm.nih.gov/20571172/

[46] https://pubmed.ncbi.nlm.nih.gov/21312304/

[47] https://www.ncbi.nlm.nih.gov/pmc/articles/PMC6010824/

[48] https://pubmed.ncbi.nlm.nih.gov/25914334/

[49] https://pubmed.ncbi.nlm.nih.gov/15676159/

[50] https://pubmed.ncbi.nlm.nih.gov/27784600/

[51] https://fdc.nal.usda.gov/fdc-app.html#/food-details/784405/nutrients

[52] https://pubmed.ncbi.nlm.nih.gov/24980134/

[53] Pistachio nuts reduce triglycerides and body weight by comparison to refined carbohydrate snack in obese subjects on a 12-week weight loss program - PubMed (nih.gov)

[54] https://pubmed.ncbi.nlm.nih.gov/20357077/

[55] https://pubmed.ncbi.nlm.nih.gov/21228801/

[56] https://pubmed.ncbi.nlm.nih.gov/24299602/

[57] https://pubmed.ncbi.nlm.nih.gov/22552758/

[58] https://pubmed.ncbi.nlm.nih.gov/23280545/

[59] https://pubmed.ncbi.nlm.nih.gov/19427775/

[60] https://pubmed.ncbi.nlm.nih.gov/20520621/

[61] Chocolate and women's sexual health: An intriguing correlation - PubMed (nih.gov)

[62] https://pubmed.ncbi.nlm.nih.gov/27784600/

[63] https://www.idosi.org/wasj/wasj26(12)13/3.pdf

[64] Chasteberry - PubMed (nih.gov)

[65] https://www.ncbi.nlm.nih.gov/pmc/articles/PMC5308513/

[66] È un miele tossico che ha leggeri effetti allucinogeni. È fatto dal nettare che e api raccolgono da alcune specie di rododendro.

[67] https://pubmed.ncbi.nlm.nih.gov/27784600/

[68] https://pubmed.ncbi.nlm.nih.gov/22528814/

[69] https://www.ncbi.nlm.nih.gov/pmc/articles/PMC3404272/

[70] https://pubmed.ncbi.nlm.nih.gov/18778098/

[71] https://pubmed.ncbi.nlm.nih.gov/20141584/

[72] https://www.ncbi.nlm.nih.gov/pmc/articles/PMC5320845/

[73] https://www.ncbi.nlm.nih.gov/pmc/articles/PMC3159513/

[74] https://pubmed.ncbi.nlm.nih.gov/31669123/

[75] https://www.mayoclinic.org/diseases-conditions/metabolic-syndrome/symptoms-causes/syc-20351916

[76] https://pubmed.ncbi.nlm.nih.gov/27132570/

[77] https://pubmed.ncbi.nlm.nih.gov/23347577/

[78] https://pubmed.ncbi.nlm.nih.gov/16395320/

[79] https://pubmed.ncbi.nlm.nih.gov/31669123/

[80] https://pubmed.ncbi.nlm.nih.gov/30241426/

[81] https://pubmed.ncbi.nlm.nih.gov/31669123/

[82] https://pubmed.ncbi.nlm.nih.gov/28778698/

[83] https://pubmed.ncbi.nlm.nih.gov/15217036/

[84] https://www.nejm.org/doi/full/10.1056/NEJMsa1208051

[85] ATTENZIONE!! LA TV NUOCE GRAVEMENTE ALLA SALUTE !: TELEVISIONE…SE LA CONOSCI LA EVITI   https://

www.amazon.it/dp/B0BHWWWW6R

[86] https://www.ajconline.org/article/S0002-9149(09)02324-8/fulltext

[87] https://www.ncbi.nlm.nih.gov/pmc/articles/PMC1732071/

[88] https://link.springer.com/article/10.1007/BF02447648

[89] BBC NEWS | Health | Masturbation 'cuts cancer risk'

[90] https://pubmed.ncbi.nlm.nih.gov/19016689/

[91] https://pubmed.ncbi.nlm.nih.gov/15069045/

[92] https://link.springer.com/article/10.1007/s10508-007-9175-2

[93] Correlation between oral sex and a low incidence of preeclampsia: a role for soluble HLA in seminal fluid? - PubMed (nih.gov)

[94] https://www.google.it/url?sa=t&rct=j&q=&esrc=s&source=web&cd=&cad=rja&uact=8&ved=2ahUKEwin_fm0hY39AhVm7TgGHdinALIQFnoECAwQAQ&url=https%3A%2F%2Fwww.telegraph.co.uk%2Fnews%2Fscience%2Fscience-news%2F4769150%2FSex-improves-your-sense-of-smell.html&usg=AOvVaw02mIzGwpo6dBs3kCoa4o7g

[95]   https://www.sciencedirect.com/science/article/abs/pii/S0301051105000736

[96]   https://www.spiegel.de/international/zeitgeist/german-love-study-no-sex-leads-to-less-sex-research-shows-a-482761.html

[97] https://www.sciencedaily.com/releases/2009/06/090630075311.htm

[98] https://pubmed.ncbi.nlm.nih.gov/2360871/

[99] https://psycnet.apa.org/record/1995-43111-001

[100] *nota. Il Fotopletismografo è uno strumento che permette di misurare cambiamenti volumetrici di un organo, con un metodo ottico.

[101] https://pubmed.ncbi.nlm.nih.gov/11129362/

[102] https://pubmed.ncbi.nlm.nih.gov/19188540/

[103] citato in: Sigman A.(2005). Remotelly controlled-How television is damaging our lives. Random House. London

[104] Brian A., et al.(2009). Association Between Media Use in Adolescence and Depression in Young Adulthood. A Longitudinal Study Arch Gen Psychiatry. 66(2):181-188.

[105] Gutierres E.S., KenrickD.T., Partch J.J.(1999).Beauty, Dominance, and the Mating Game: Contrast Effects in Self-Assessment Reflect Gender Differences in Mate Selection . Personality and Social Psychology Bulletin, Vol. 25, No. 9, 1126-1134

[106] Dietrich A, McDaniel WF.(2004). Endocannabinoids and exercise. Br J Sports Med. Oct;38(5):536-41.

[107] Sparling P.B., et al.(2003). Exercise activates the endocannabinoid system. Neuroreport. Dec 2;14(17):2209-11.

[108] *nota. Gli Endocannabinoidi sono neurotrasmettitori che mimano gli effetti dei composti psicoattivi presenti nella Cannabis.

[109])Michael Babyak, M.,et al.(2000). Exercise Treatment for Major Depression: Maintenance of Therapeutic Benefit at 10 Months . Psychosomatic Medicine 62:633-638

[110] *nota. Sertraline è un antidepressivo che agisce inibendo la ricaptazione della serotonina. Conosciuto con il nome commerciale di Zoloft.

[111] DeSouza C.A.,et al.(2000). Regular aerobic exercise prevents and restores age-related declines in endothelium-dependent vasodilation in healthy men. Circulation. Sep 19;102(12):1351-7

[112] Seals D.R., et al.(2008). Habitual exercise and arterial aging. J Appl Physiol. Oct;105(4):1323-32.

[113] https://www.ncbi.nlm.nih.gov/pmc/articles/PMC1305535/

[114] https://www.sciencedirect.com/science/article/abs/pii/S00005796714000497

[115] La meditazione Mindfulness è stata creata da Jon Kabat-Zinn, fondatore del *Center for Mindfulness* presso la University of Massachusetts Medical School, per aiutare le persone a concentrarsi sul momento presente. La pratica della mindfulness può aiutare a concentrarsi meglio, a sentirsi più calmi e a gestire lo stress e il dolore. Molte persone la trovano utile, comprese quelle che praticano terapie basate sulla mindfulness, come la riduzione dello stress basata sulla mindfulness (MBSR) o la terapia cognitiva basata sulla mindfulness (MBCT).

[116] https://www.sciencedirect.com/science/article/pii/B9780128166659000111

[117] https://pubmed.ncbi.nlm.nih.gov/29161518/

[118]https://pubmed.ncbi.nlm.nih.gov/26919839/

[119] Complementary Alternative and Integrative Treatment for Substance Use Disorders - PubMed (nih.gov)

www.ingramcontent.com/pod-product-compliance
Lightning Source LLC
Chambersburg PA
CBHW050829250726

48653CB00006B/2511